MARAGE

DOCTEUR EN MÉDECINE

ET

DOCTEUR ÈS SCIENCES

RÔLE

de la

Chaîne des Osselets

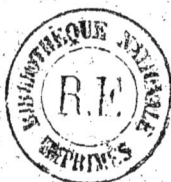

Dans l'Audition

APPLICATION AU TRAITEMENT DE LA

SURDITÉ ET DES BOURDONNEMENTS

CHEZ L'AUTEUR

14, Rue Duphot, Paris

RÔLE

DE LA

CHAINE DES OSSELETS

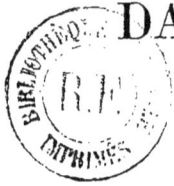

DANS L'AUDITION

—

APPLICATION

AU TRAITEMENT DE LA SURDITÉ ET DES BOURDONNEMENTS

PAR

MARAGE

DOCTEUR EN MÉDECINE ET DOCTEUR ÈS SCIENCES

———

PARIS

CHEZ L'AUTEUR

14, RUE DUPHOT, 14

—

1901

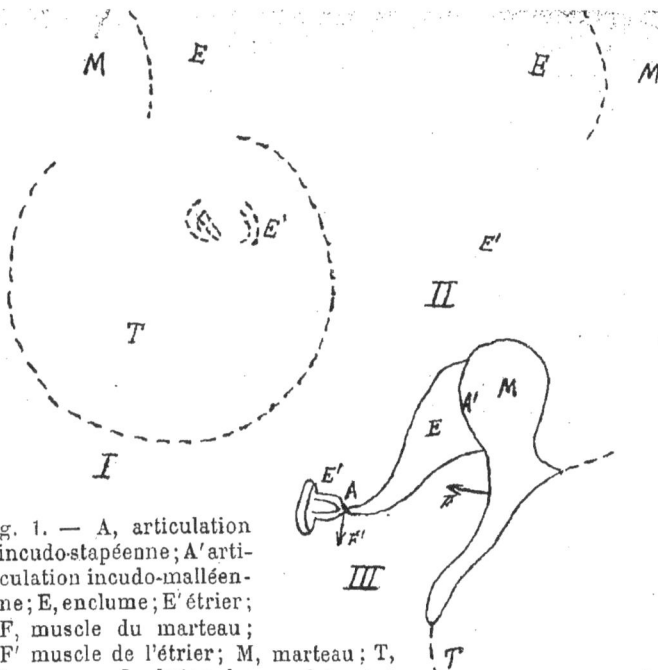

Fig. 1. — A, articulation incudo-stapéenne; A' articulation incudo-malléenne; E, enclume; E' étrier; F, muscle du marteau; F' muscle de l'étrier; M, marteau; T, tympan. — I, chaîne des osselets, vue extérieure; II, chaîne des osselets, vue intérieure; III, chaîne des osselets, vue latérale.

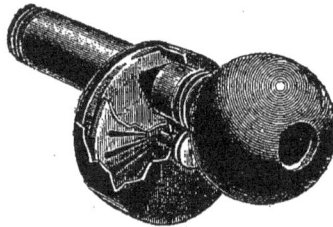

Fig. 2. — Acoumètre.

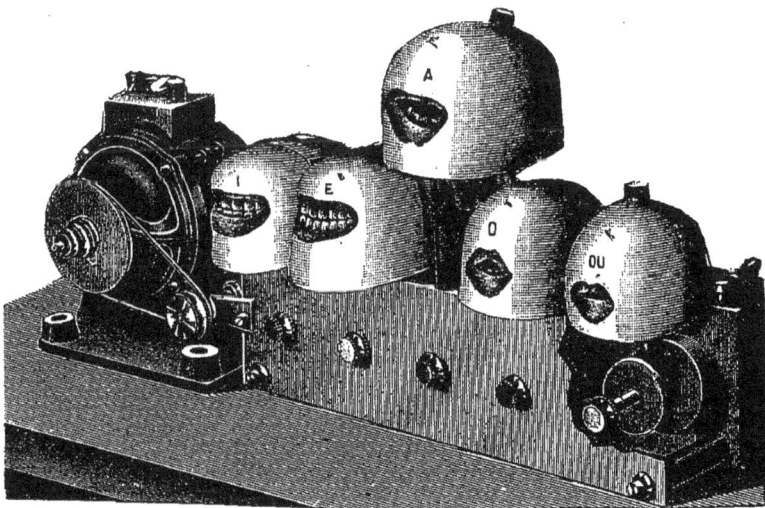

Fig. 3. — Sirène donnant les vibrations fondamentales des voyelles.

RÔLE

DE LA

CHAINE DES OSSELETS

DANS L'AUDITION (1)

APPLICATION AU TRAITEMENT DE LA SURDITÉ
ET DES BOURDONNEMENTS

L'oreille moyenne peut être considérée comme un tambour de Marey, dans lequel la membrane de caoutchouc est remplacée par le tympan, et le levier du second genre par un levier du premier genre ; mais à l'inverse de ce qui existe dans les appareils inscripteurs, la puissance, c'est-à-dire la vibration sonore, agit sur la grande branche du levier, le manche du marteau ; de telle sorte que le déplacement de l'étrier est en moyenne les 3/4 du déplacement de l'extrémité du manche du marteau (fig. 1).

On a admis jusqu'ici, avec Helmholtz, que les déplacements de l'étrier ne dépassaient pas $\frac{1}{10}$ de millimètre (2) ; je vais démontrer que cette quantité est beaucoup trop grande et que, sauf dans des cas absolument exception-

(1) Communication à l'Académie de médecine (Février 1901).
(2) Helmholtz n'a pas indiqué la limite inférieure.

nels, ces déplacements sont de l'ordre du millième de millimètre.

L'expérience s'appuie sur les deux propositions suivantes :

I. *Pour des déplacements ne dépassant pas 4 à 5 millimètres, l'intensité d'un son est proportionnelle au carré des déplacements d'une membrane vibrant sous l'influence de ce son.*

Ceci est presque évident puisque l'intensité d'un son est proportionnelle au carré de l'amplitude de ses vibrations et que les déplacements de la membrane sont proportionnels aux déplacements de la plume qui trace la courbe de la vibration.

II. *Toutes choses égales d'ailleurs, entre 0 et 200 millimètres d'eau (limites entre lesquelles les expériences ont été faites), l'intensité du son d'une sirène est proportionnelle à la pression de l'air qui traverse l'instrument.*

Démonstration. — Appelons i et i' les intensités de deux sons d'une sirène, h et h' les pressions correspondantes de l'air qui passe à travers l'appareil ; a et a' les déplacements correspondants de la membrane qui sont proportionnels aux amplitudes des vibrations ; on veut démontrer que

$$\frac{h}{h'} = \frac{i}{i'}$$

et comme

$$\frac{i}{i'} = \frac{a^2}{a'^2}$$

il faut démontrer que

$$\frac{h}{h'} = \frac{a^2}{a'^2}.$$

J'ai donc déterminé les déplacements a, a' a''... d'une même membrane soumise à l'influence d'une sirène vibrant sous des pressions h, h', h''... mesurés par un manomètre métallique de Richard extra-sensible, gradué en millimètres d'eau, et je comparais les rapports des pressions $\frac{h}{h'}$ aux rapports des carrés des déplacements de la membrane mesurés expérimentalement, $\frac{a^2}{a'^2}$; les résultats sont les suivants :

$\frac{h}{h'}$	$=$	$\frac{a^2}{a'^2}$
$\frac{10}{20}$ (0,5)............................		0,54
$\frac{30}{40}$ (0,75)...........................		0,68
$\frac{10}{80}$ (0,12)...................... ...		0,14
$\frac{10}{100}$ (0,1)...........................		0,09
$\frac{10}{120}$ (0,08)................		0,1
$\frac{20}{160}$ (0,12)......................		0,09
$\frac{10}{180}$ (0,055)..........................		0,046
$\frac{10}{200}$ (0,05)...........................		0,044

Étant données les conditions dans lesquelles étaient faites les expériences, les résultats sont suffisamment concordants, et on peut admettre la deuxième proposition ; c'est-à-dire que les intensités du son d'une sirène sont proportionnelles à la pression de l'air qui traverse l'appareil :

$$\frac{i}{i'} = \frac{h}{h'}, \text{ c. q. f. d.}$$

Expérience. — Ceci posé, je vais chercher la valeur du déplacement de l'étrier.

On prend une sirène à voyelles et un appareil graphique, dont la masse du levier est sensiblement la même que la masse des osselets, et on obtient une courbe, celle de A par exemple, sous une pression d'air de 200 millimètres d'eau ; dans une période de ce tracé on trouve des amplitudes de

$$1 \text{ millimètre};\qquad 0^{mm},5;\qquad 0^{mm},25.$$

Pour avoir le déplacement de la membrane, il suffit de multiplier ces nombres par le rapport des longueurs des bras de levier ; on trouve

$$0^{mm},01;\qquad 0^{mm},05;\qquad 0^{mm},025.$$

dans les mêmes conditions le déplacement de l'étrier aurait été les 3/4 de ces nombres ou :

$$0^{mm},075;\qquad 0^{mm},037;\qquad 0^{mm},018.$$

Or, ce même son qui vient d'être produit sous une pression de 200 millimètres d'eau est parfaitement perçu par l'oreille sous une pression de 1/2 millimètre d'eau ; donc, d'après la seconde proposition les déplacements de l'étrier doivent être $\sqrt{400} = 20$ fois plus petits, c'est-à-dire

$$0^{mm},0036;\qquad 0^{mm},0018;\qquad 0^{mm},0009 \text{ (1)}.$$

Ces unités sont sensiblement de l'ordre de celles dont se déplace la plaque d'un microphone ; ces nombres n'ont donc rien d'invraisemblable.

(1) Dans la voix parlée normale sous une pression moyenne de 100 millimètres d'eau, le déplacement de l'étrier serait $0^{mm},064$; $0^{mm},032$; $0^{mm},016$ (distance du tympan, 4 cent.).

Objections. — On pourrait objecter que l'appareil dont je me suis servi n'est pas comparable à l'oreille moyenne et que cet organe est beaucoup plus sensible ; je vais démontrer qu'il n'en est rien.

1) *La membrane* que j'emploie est plus mobile que le tympan, car pour une augmentation de pression de 1 millimètre d'eau, le tympan se déplace de $\frac{6}{1000}$ de millimètre, tandis que pour la même pression la membrane de caoutchouc se déplace de $\frac{17}{100}$ de millimètre, c'est-à-dire 28 fois plus.

2) *Le levier* que j'emploie a un poids comparable à celui de la chaîne des osselets (14 centigrammes au lieu de 12) ; de plus il est soutenu par un axe vertical entre pointes et il est mobile dans un plan horizontal de manière à annuler l'action de la pesanteur, il n'adhère pas à la membrane et un petit courant d'air le force à en suivre tous les mouvements ; enfin le papier est à peine noirci et la résistance de la plume est certainement plus faible que celle qui est opposée à l'étrier par le liquide de l'oreille interne.

Donc certains de nos appareils graphiques sont aussi sensibles que l'oreille moyenne, ce qui fait leur infériorité, c'est que nous leur demandons des tracés de 1/2 à 1 millimètre d'amplitude, alors que le nerf acoustique se contente de déplacements de l'ordre de $\frac{1}{1000}$ à $\frac{1}{10.000}$ de millimètre.

Action d'écouter. — Elle se fait de la manière suivante : à l'état de repos la chaîne des osselets est suspendue de telle sorte que l'étrier tend plutôt à s'écarter

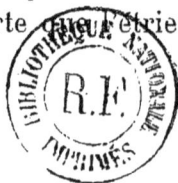

de l'oreille interne, de manière que les vibrations sont perçues, mais à l'état vague ; au contraire, quand on écoute, le muscle du marteau (nerf trijumeau) se contracte et, tous les osselets se trouvant entraînés, l'étrier vient en contact plus intime avec l'oreille interne.

Bourdonnements. — La chaîne des osselets se déplace en entier à chaque vibration et comme l'étrier est enclavé dans la fenêtre ovale, il s'ensuit qu'à chaque vibration l'articulation incudo-stapéenne entre en jeu et que pour une vibration déterminée elle a une position déterminée.

Si on suppose que, pour une raison quelconque, après une vibration la chaîne des osselets conserve sa position au lieu de revenir à sa position d'équilibre, il s'ensuit que la vibration continue à se produire et à être perçue par l'oreille ; ceci explique beaucoup de ces bourdonnements continus de nature si différente et qui sont si pénibles à supporter.

Pour les supprimer il doit donc suffire de changer la position d'équilibre du levier représenté par la chaîne des osselets ; une première méthode consiste évidemment à supprimer le levier lui-même en tout ou en partie ; elle est un peu radicale et elle ne semble pas avoir donné les résultats qu'on espérait.

Il vaut mieux, comme on le verra plus loin, détruire la position d'équilibre en faisant parvenir à l'oreille des vibrations absolument différentes de celles qu'elle perçoit continuellement.

Applications. — Ces expériences présentent au point de vue médical des applications intéressantes ; elles permettent d'expliquer les résultats, plutôt médiocres, obtenus dans l'otite scléreuse par le masseur de

Delstanche et la poire de Politzer ; il est inutile, pour ne pas dire nuisible, d'essayer d'imprimer aux osselets des déplacements de 3 à 4 millimètres sous des pressions beaucoup trop élevées, alors que normalement ils doivent se déplacer de millièmes de millimètre.

Si l'on veut modifier soit les bourdonnements, soit l'acuité auditive, il faut se rapprocher de ce qui se passe dans la nature, c'est-à-dire prendre les vibrations fondamentales de la parole produites artificiellement, les transmettre au tympan sous des pressions très faibles et dans des conditions déterminées et mesurées exactement; on obtient alors des améliorations là où toutes les autres méthodes avaient échoué.

Ce qu'il y a d'intéressant au point de vue théorique c'est que l'on pouvait prévoir ces résultats.

DÉTAILS ET RÉSULTATS DU TRAITEMENT

Avant toute intervention il est indispensable de mesurer exactement l'acuité auditive du malade ; nous allons donc indiquer d'abord la méthode à employer pour obtenir ce résultat.

Mesure de l'acuité auditive. — L'audition, abstraction faite de tout phénomène psychique, est une fonction qui a pour but de faire parvenir jusqu'au nerf acoustique, en les transformant ou non, les vibrations qui ont été produites dans un milieu solide, liquide ou gazeux.

Cette fonction de l'audition s'accomplira plus ou moins bien ; son degré de perfection est mesuré par l'acuité auditive.

On évalue l'acuité auditive au moyen des acoumètres.

L'acoumètre idéal serait celui qui permettrait de produire dans des conditions déterminées toutes les vibrations qui peuvent parvenir jusqu'au nerf acoustique.

Il faut donc d'abord déterminer la nature de ces vibrations.

On peut les diviser de la façon suivante :

Vibrations.
- Continues...
  - Non périodiques irrégulières. — Bruits (montre).
  - Périodiques régulières.
    - Simples... — Diapasons à branches.
    - Complexes. — Plusieurs diapasons ; instruments de musique ; diapasons à anches.
- Discontinues. — Périodiques régulières. — Parole.

De ce tableau il résulte que si l'on a à sa disposition une montre, des diapasons à branches, et des diapasons à anches, enfin une sirène (1) donnant les voyelles OU, O, A, É, I, on a tout ce qui est nécessaire pour mesurer l'acuité auditive.

La sirène (2) dont je viens de parler, peut servir d'acoumètre ; pour cela il faut l'employer de la façon suivante (fig. 2).

L'oreille à examiner est placée à une distance constante de l'appareil (0^m,50 par exemple) et on augmente l'intensité du son de l'instrument en augmentant la pression de l'air qui y arrive ; cette pression est mesurée au moyen d'un manomètre métallique gradué en millimètres d'eau.

Le son produit sous une pression de 1 millimètre est parfaitement perçu par une oreille normale. Si la pression pour une autre oreille doit être portée à 40 millimètres pour que le son soit entendu on pourra dire que l'acuité auditive est $\frac{1}{40}$; à 60 $\frac{1}{60}$; à 200 $\frac{1}{200}$ et ainsi de suite. Cette échelle a le grand avantage qu'elle correspond parfaitement à la façon dont la parole est perçue, ce qui est la chose importante pour les sourds.

On a donc ainsi un instrument de mesure très simple, toujours le même et qui permet de savoir ce que l'on fait, chose importante dans ces sortes de recherches.

Principe du traitement. — L'oreille est faite pour entendre non pas des vibrations quelconques mais des

(1) Théorie de la formation des voyelles, ouvrage couronné par l'Institut (1900).
(2) Appareil couronné par la Faculté de médecine (prix Barbier, 1900).

vibrations déterminées, et parmi celles que nous avons énumérées la parole est la plus importante.

Il s'agit donc d'avoir un instrument qui permette de reproduire les vibrations fondamentales de la parole : c'est la sirène qui est représentée dans la figure 3. Ces vibrations peuvent avoir une tonalité quelconque (il suffit de faire tourner la sirène plus ou moins vite) et une intensité quelconque (il suffit d'augmenter la pression de l'air qui passe à travers l'appareil).

On ne peut songer à faire parvenir directement l'air vibrant au contact du tympan; l'impression produite serait insoutenable mais on les fait arriver sur une membrane de caoutchouc mince et non tendue ; cette membrane transmet toutes les vibrations sans introduire ni supprimer aucun harmonique; un tube de caoutchouc à parois épaisses le transmet alors au tympan ; la surface du tympan est avec celle de la membrane dans le rapport de $\frac{1}{4}$ à peu près.

Expérience. — Une des extrémités du tube de caoutchouc pénètre dans le conduit auditif externe; l'autre extrémité est fermée par la membrane qui vibre sous l'influence de la sirène ; on a donc un appareil de massage qui reproduit sur le tympan, avec une intensité graduée, les vibrations fondamentales de la parole ; on peut à volonté prendre comme source les vibrations d'une des voyelles fondamentales OU, O, A, É, I et expérimenter l'action de chacune de ces vibrations sur l'oreille à l'état physiologique ou à l'état pathologique.

Résultats. — 1) En aucun cas, ce massage n'augmente la surdité ou ne donne naissance à des bourdonnements ; il est parfaitement supporté par l'oreille

normale et par l'oreille malade (1); il n'est pas dou-
loureux, au contraire, certains malades éprouvent
même un soulagement immédiat en entendant ces vibrations.

2) Les *bourdonnements* si pénibles à supporter lors-
qu'ils ont pour origine l'oreille moyenne ont toujours
disparu jusqu'ici ou ont été très atténués, de manière à
cesser d'être gênants.

C'est une substitution d'une vibration normale à une
vibration anormale. Il faut généralement employer des
vibrations qui s'éloignent autant que possible de la
nature des bourdonnements ; par exemple, si le malade
a des sifflements aigus, il faut prendre comme source
les vibrations graves de OU ou de O ; inversement celles
de É et de I sont indiquées si les bourdonnements sont
sur une note grave.

3) La *surdité* peut être due à d'anciennes otorrhées
avec brides fibreuses et tympan épaissi, perforé ou non ;
l'acuité auditive est remontée de $\frac{1}{100}$ à $\frac{1}{2}$; dans certains
cas, de $\frac{1}{200}$ à $\frac{1}{3}$; dans d'autres, de $\frac{1}{40}$ à $\frac{1}{2}$; l'audition
pour la parole était naturellement améliorée dans des
conditions proportionnelles ; le nombre des séances a
varié de 20 à 40.

4) *Si la surdité est due à l'otite scléreuse*, les résultats
sont plus variables et plus longs à obtenir ; cela tient à ce
qu'il est impossible de savoir d'avance dans quel état se
trouve l'oreille interne ; l'audition a été ramenée de $\frac{1}{80}$ à

(1) Les premiers résultats ont été publiés, il y a trois ans, en jan-
vier 1897 (Utilité d'un massage physiologique de l'oreille).

$\frac{1}{5}$; de $\frac{1}{60}$ à $\frac{1}{10}$; de $\frac{1}{40}$ à $\frac{1}{15}$; de $\frac{1}{200}$ à $\frac{1}{5}$; de $\frac{1}{60}$ à $\frac{1}{5}$; de $\frac{1}{50}$ à $\frac{1}{4}$ etc. (1) ; ces résultats se sont maintenus jusqu'ici.

5) Dans les cas les plus défavorables la surdité semble toujours entravée dans sa marche ascendante ; je l'ai constaté chez plusieurs sujets en ne traitant qu'une seule oreille ; l'autre, suivant le désir même du malade, devant servir de témoin.

6) Ce procédé m'a donné des résultats très appréciables dans des cas où tous les autres traitements avaient échoué.

En résumé, cette méthode est absolument inoffensive, elle donne dans les bourdonnements des résultats excellents, et des améliorations très grandes dans les surdités dues à des lésions de l'oreille moyenne.

Ce qu'il y a d'intéressant dans ce procédé c'est qu'il est une conséquence logique des expériences que j'ai faites au Collège de France et à la Sorbonne.

(1) Je ne cite ici que des malades ayant déjà subi sans succès d'autres traitements, et regardés comme ne pouvant être améliorés.

PRINCIPAUX OUVRAGES DU MÊME AUTEUR.

Anatomie descriptive du sympathique thoracique des oiseaux (Médaille de la Faculté de Paris), in-8° de 68 p. avec fig. (Davy, édit.), Paris, 1887.

Anatomie et histologie du sympathique des oiseaux, in-8° de 72 p. avec fig. et pl. en couleurs (Masson, éd.), Paris, 1889.

Questions de physique, 3° édit., in-18 de 136 p. avec fig. (Masson, éd.), Paris, 1895.

Memento d'histoire naturelle, in-18 de 216 p. avec 102 fig. (Masson, éd.), Paris, 1891.

Note sur un nouveau sphygmographe (récompensé par la Faculté de médecine) (1889).

Électricité médicale et galvanocaustie (1890).

Traitement par la résorcine en solution concentrée de l'hypertrophie du tissu lymphoïde pharyngien, 1892. (Masson, éd.)

Utilité des injections de liquide VAN SWIETEN dans le tissu des tumeurs d'aspect cancéreux.

Stéthoscope à renforcement.

Traitement de la diphtérie, in-8° de 40 p. (1894).

Traitement médical des tumeurs adénoïdes, in-8° de 35 p. avec fig., Paris, 1895. (Masson, éd.) (*Académie de médecine.*)

Les divers traitements de l'hypertrophie des amygdales, Paris, 1896. (Masson, éd.)

Serre-nœud électrique automatique et pince à forci-pressure pour la région amygdalienne (récompensé par la Faculté de médecine), Paris, 1895. (Masson, éd.)

Note sur un nouveau cornet acoustique servant en même temps de masseur du tympan, 1898. (Masson, éd.)

Étude des cornets acoustiques par la photographie des flammes de Kœnig, 11 planches (récompensé par la Faculté et par l'Académie de médecine), Paris, 1897. (Masson, éd.)

Comment parlent les phonographes. *Cosmos*, 1988. (*Vie scientifique.*)

La voix des sourds-muets. (*Académie de médecine*, 5 avril 1898.)

Résumé des conférences faites à la Sorbonne sur les voyelles.

Exercices acoustiques chez les sourds-muets.

Traitement de la surdité par le massage. (*Société de Biologie.*)

La méthode graphique dans l'étude des voyelles. (*Institut.*)

Synthèse des voyelles. (*Institut.*)

Les phonographes et l'étude des voyelles, in-8° de 19 p. avec 19 fig.

Rôle de la cavité buccale et des ventricules de Morgagni dans la phonation. (*Société de Biologie.*)

Rôle de l'arthritisme dans la pharyngite granuleuse (*Académie de Médecine*), 1899.

Théorie de la formation des voyelles avec 43 fig., ouvrage couronné par l'Institut (prix Barbier, 1900).

Acoumètre normal, appareil couronné par la société de médecine (prix Barbier, 1900).

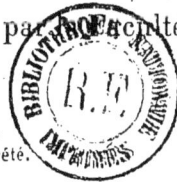

415-01. — Corbeil. Imprimerie Ed. Crété.

www.ingramcontent.com/pod-product-compliance
Lightning Source LLC
Chambersburg PA
CBHW050459210326
41520CB00019B/6273